# BLESSURES

DE

# L'ORGANE DE LA VISION

Lunettes protectrices d'Atelier

PAR LE

Docteur A. BOURGEOIS (de Reims)

Avec figure dans le texte

PARIS
OCTAVE DOIN
ÉDITEUR
*8, place de l'Odéon, 8*

REIMS
MATOT-BRAINE
IMPRIMEUR-LIBRAIRE
*6, rue du Cadran-Saint-Pierre, 6*

1903

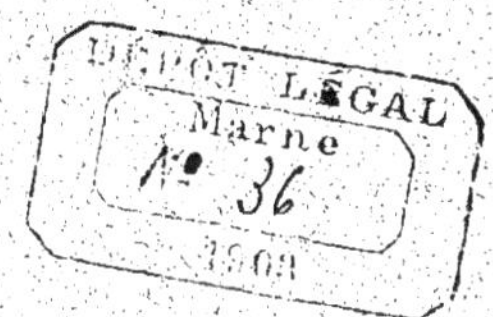


# BLESSURES

DE

# L'ORGANE DE LA VISION

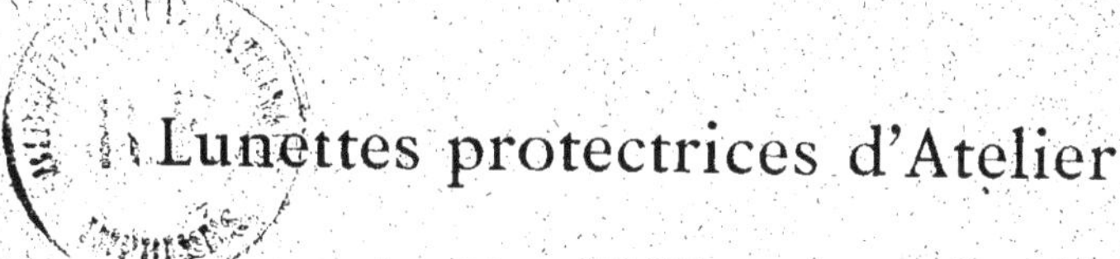

## Lunettes protectrices d'Atelier

PAR LE

Docteur A. BOURGEOIS (de Reims)

Avec figure dans le texte

PARIS
OCTAVE DOIN
ÉDITEUR
*8, place de l'Odéon, 8*

REIMS
MATOT-BRAINE
IMPRIMEUR-LIBRAIRE
*6, rue du Cadran-Saint-Pierre, 6*

1903

# BLESSURES

DE

# L'ORGANE DE LA VISION

## Lunettes protectrices d'Atelier

Les ouvriers qui sont le plus exposés aux traumatismes de l'organe de la vision sont ceux qui travaillent le fer et l'acier. Les blessures les plus fréquentes consistent en petites parcelles de métal, qui s'implantent sur la cornée. L'extraction de ces corps étrangers serait toujours exempte de complications, si elle était pratiquée aseptiquement et de suite après l'accident. Dans beaucoup de cas, l'opérateur est un camarade du blessé, qui procède à l'extirpation avec une épingle, un canif, etc., dont la propreté est toujours douteuse. Il en résulte des plaies infectées de la cornée, aboutissant parfois à l'ulcération, et laissant toujours, après guérison, des taies indélébiles.

Dans d'autres circonstances, un petit éclat, pointu ou tranchant, est projeté violemment et pénètre dans l'œil, produisant alors des dégâts qui, au premier abord, ne paraissent pas proportionnés aux petites dimensions du corps étranger. La gravité des complications vient encore ici de l'infection de la blessure. Souvent une panophtalmie nécessite l'énucléation de l'œil blessé. Si, au contraire, le globe oculaire peut être conservé, il aura subi le plus fréquemment une diminution dans ses fonctions visuelles. Sans compter que, si le morceau de métal n'a pu être extrait, on a toujours à craindre, pour l'avenir, le développement d'accidents sympathiques dans l'œil sain.

Comme le dit le docteur Albert Gorecki, dans sa thèse *Sur les accidents du travail concernant l'appareil de la vision* (Paris, 1901), ce n'est pas toujours en se livrant à son travail habituel que l'ouvrier se blesse ; la plupart des accidents surviennent lorsque l'ouvrier travaille dans des conditions imprévues.

« Ainsi, un ouvrier travaillant à l'étau tient son burin de telle sorte que les éclats ne puissent rejaillir sur les yeux. L'adaptation du mode de travail s'est faite en vue du minimum d'accidents oculaires. Il en résulte qu'un ouvrier qui se met à un travail dont il n'a pas l'habitude, un apprenti, un amateur, a bien plus de chances d'être blessé qu'un ouvrier qui effectue toujours le même travail dans les mêmes conditions. Mais, que ces conditions changent, que la matière traitée ne soit plus la même, que l'ouvrier ne travaille pas à l'atelier, mais au dehors, qu'il fasse la pose, qu'il répare sur place, et les accidents sont menaçants. »

Une statistique faite à Sheffield, la grande cité industrielle de l'Angleterre, de 1884 à 1898, donne, sur un total de 48,262 accidents, 2,506 traumatismes oculaires, soit 5,19 pour 100.

D'après ces considérations, on comprend, sans qu'il soit besoin d'insister, l'importance de la protection des yeux ; et cette protection ne peut être obtenue qu'au moyen d'appareils disposés sous forme de lunettes ou de masques. Il existe de nombreux modèles de lunettes d'atelier. Les figures de tous ces modèles ont été réunies dans une brochure, publiée à Berlin en 1900 : *Die Arbeiterschutzbrillen, ihre Arten, Konstruktionen und ihre Verwendung*, « Les lunettes de protection des ouvriers, leurs ormes, leurs constructions et leurs usages », par le docteur Villaret et le professeur Hartmann.

Malgré la grande variété de types de lunettes d'atelier, les ouvriers sont en général peu disposés à porter un appareil protecteur. Ils prétendent que cela les gêne, et la forme peu élégante de la plupart des modèles est aussi pour beaucoup dans l'abstention des ouvriers. Il est assez difficile de réaliser la perfection. Le modèle que je propose me semble avoir quelques avantages.

Et d'abord, comment se produisent les blessures oculaires par projection d'éclats métalliques ou autres ? L'œil étant à découvert, l'éclat arrive avec une vitesse telle que les paupières n'ont pas le temps de se fermer. Il faut donc que la lunette protectrice ne livre point passage aux petits éclats ; il est nécessaire, d'autre part, qu'elle résiste aux éclats plus volumineux, et, dans tous les cas, qu'elle donne le temps aux paupières de se fermer, par le réflexe qui se produit automatiquement lorsqu'un danger prochain menace l'organe de la vision.

J'emprunte le dispositif que j'ai adopté pour les opérés de cataracte, selon le modèle que j'ai présenté en 1894 à la Société française d'ophtalmologie, et qui a été très habilement construit par la Société des Lunetiers de Paris. Avec ce dispositif je rappelle que la vision s'accomplit à l'aide d'une seule paire de lunettes, dont les verres sont superposés ; pour permettre de voir alternativement de près et de loin, les verres superposables se relèvent et s'abaissent au moyen d'une charnière à ressort. Le même mécanisme est utilisé chez les myopes d'un degré élevé et chez certains hypermétropes.

La lunette d'atelier, telle que je la conçois, se compose essentiellement de deux systèmes : 1° une partie fixe, identique à celle de ma lunette pour opérés de cataracte ; 2° à la place des verres superposables, et se fixant comme ces derniers à la partie supérieure de la monture au moyen de la même charnière à ressort, un grillage métallique construit de la même façon que celui des lunettes dites de cantonnier. Je vais examiner séparément chacun de ces deux organes de l'appareil.

La lunette est aussi légère que possible (1). Elle est pourvue de doubles branches ou de branches à crochets. Les verres doivent être de grande dimension et, par conséquent, de forme ronde. Déjà ainsi constituée, la lunette peut préserver des petits éclats. Pour ceux qui ont une vue normale (emmétropes), les verres sont plans et d'une certaine épaisseur. Pour les myopes, pour les hypermétropes, pour les astigmates et pour les presbytes, on ajustera dans la monture le verre nécessaire pour la correction de l'amétropie. On peut même, s'il y a lieu, donner au verre une légère teinte fumée. En un mot, l'agencement de la lunette sera déterminé, pour chaque personne, dans les mêmes conditions que s'il s'agissait de lunettes ordinaires. Il faut aussi que le pont de la lunette s'adapte bien au nez de l'intéressé, de façon que l'appareil soit exactement placé au devant des organes qu'il doit protéger. Les formes qui conviennent le mieux sont les ponts dits « nez chinois » ou « nez Ɔ » (C renversé). En somme, il n'y a de différence que dans la forme

(1) Le poids de la lunette, munie de verres plans, est de 31 grammes.

du verre, et dans l'adaptation de l'organe suivant (voir la figure, réduction au 1/3).

Le grillage métallique est analogue à celui de la lunette connue, à l'usage des cantonniers, tailleurs de pierres, etc.; il est bordé par une garniture en cuir, surtout à la partie inférieure, et non par une garniture en métal. L'ensemble du grillage est fixé à la partie supérieure de la lunette, au moyen des charnières dont il a été parlé. De sorte qu'il peut être levé ou abaissé rapidement, avec la plus grande facilité ; lorsqu'il est relevé, il est perpendiculaire au front et ne gêne pas la vision dans la direction du regard pour le travail. Les mailles du grillage sont variables, selon les dangers de la profession. Une simple toile métallique

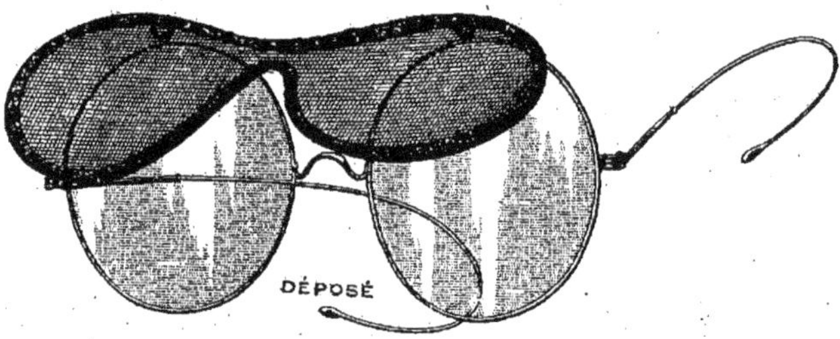


peut suffire dans certains cas. Dans d'autres cas, le grillage mobile pourra être constitué par un treillis semblable à celui des masques d'escrime et présentant la même solidité. Comme métal, on choisira de préférence l'aluminium, pour éviter l'oxydation.

Le mode d'emploi de cet appareil, pour la protection des yeux, est facile à comprendre. Il est entendu que tout ouvrier ayant à redouter une blessure des yeux dans son travail, devrait être pourvu d'une paire de lunettes protectrices. Si le travail accompli n'offre pas de dangers ou n'expose qu'à de petits éclats, le grillage de la lunette est relevé. Mais, dans le cas contraire, et c'est ce qui se présente le plus souvent, la lunette est ajustée solidement au-devant des yeux, avec le grillage métallique rabattu. Il se passera alors ceci : si un éclat assez gros est projeté violemment, la toile métallique résistera ; et, en supposant qu'elle cède, l'ouvrier, instinctivement, fermera les yeux : ce qu'il aura le temps de faire, le corps étranger ayant un double rempart à traverser. Dans ces conditions, si l'obstacle cède, ce n'est pas l'œil, mais seulement les paupières qui risqueront d'être blessées : ce qui est bien différent, au point de vue de la gravité du traumatisme et de ses conséquences.

L'utilité de la préservation des yeux contre les accidents du travail est démontrée par les chiffres suivants. La proportion des cas de cécité est de 3 pour 100, à la suite des blessures directes des yeux. La perte complète d'un seul œil a été enregistrée dans la proportion de 15 pour 100. Les lunettes de travail, quelles qu'elles soient, ne peuvent pas avoir la prétention d'écarter tous les accidents. Mais, assurément, elles en éviteraient un grand nombre, et, point important, elles atténueraient la gravité de la plupart d'entre eux. Cela, à condition qu'elles soient portées en toutes circonstances : ce qui semble ne pouvoir exister qu'en supposant que les ouvriers seront mis dans l'obligation de les porter ; et cette obligation ne saurait être établie que si chaque ouvrier possédait sa lunette lui appartenant, et non pas un appareil protecteur collectif, passant de l'un à l'autre, comme cela se pratique dans beaucoup d'ateliers.

---

*Le Dépôt de ce modèle de Lunettes se trouve chez* **M. PRILLIEUX**, *Opticien, place du Palais-de-Justice, 16, à Reims.*



58729 Reims. — Imprimerie MATOT-BRAINE, 6, rue du Cadran-Saint-Pierre.

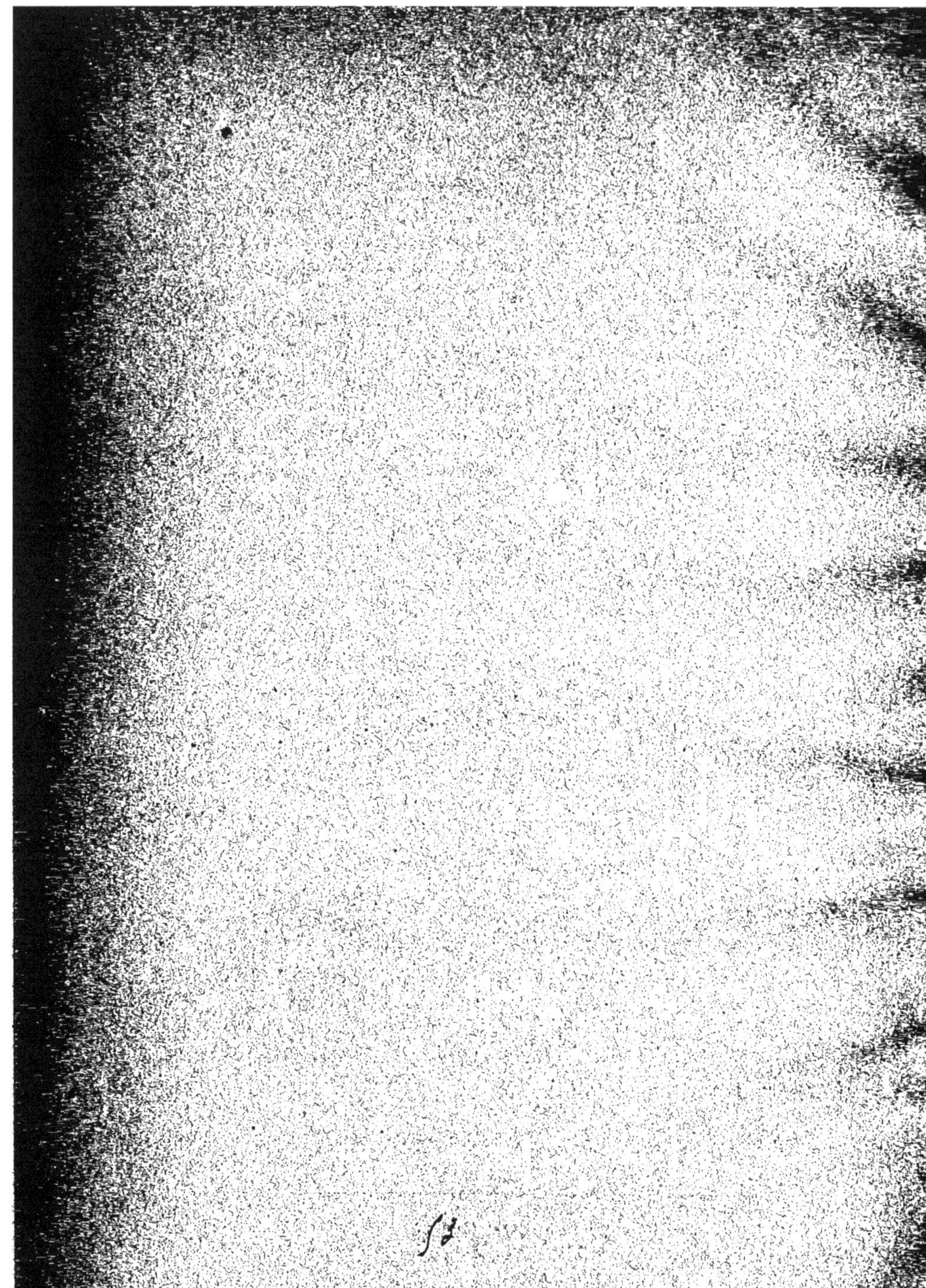

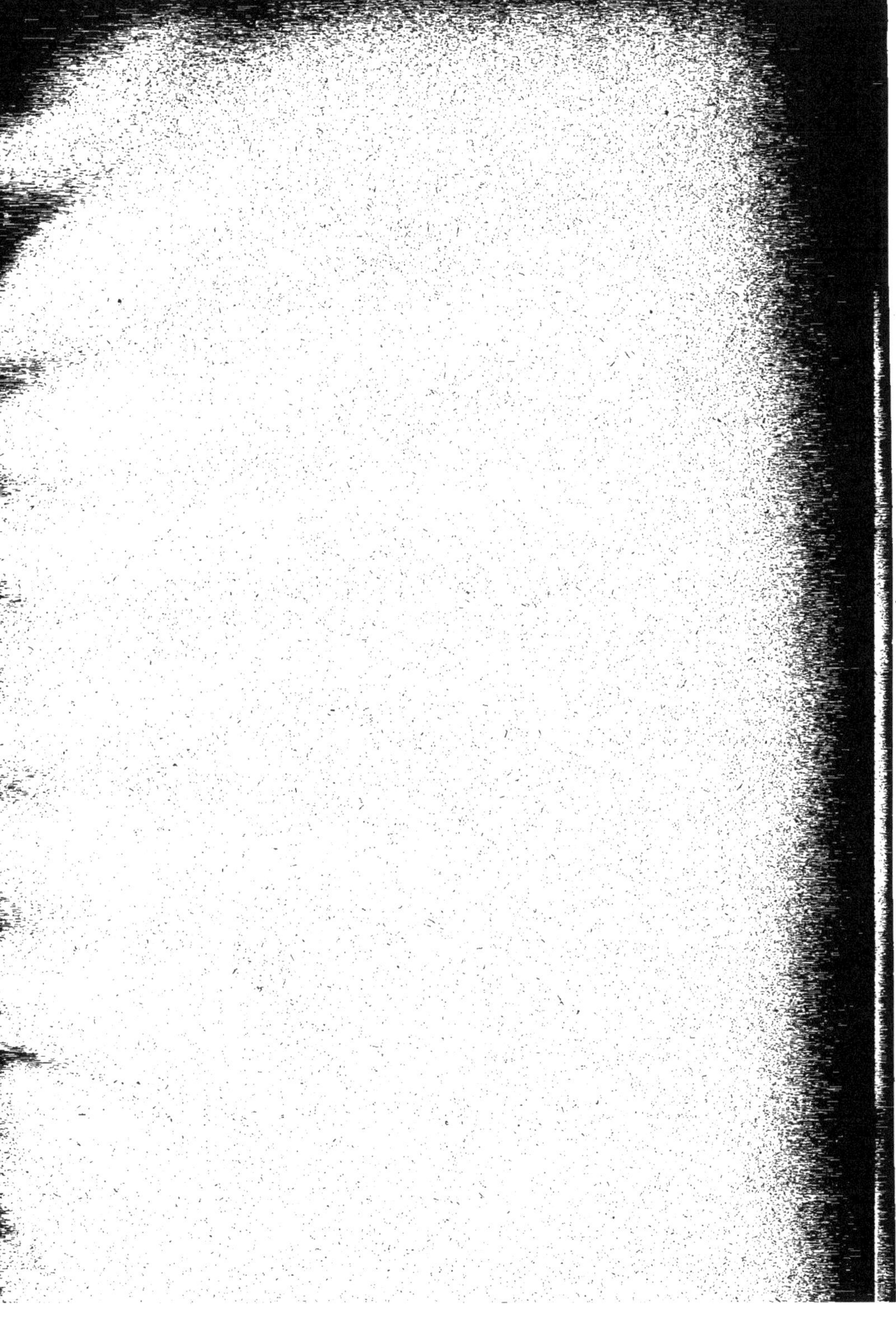

## PRINCIPALES PUBLICATIONS DU MÊME AUTEUR

---

★ De la kystectomie dans l'opération de la cataracte (*Bull. gén. de Thérapeut.*, 1890).

Traitement opératoire du strabisme (*Rec. d'opht.*, 1893 et 1895).

★ Traitement du décollement de la rétine (*Un. méd. du N.-E.*, 1892 et 1897 ; *Rec. d'opht.*, 1897 ; *La Clinique opht.*, 1901).

★ Traitement des affections des voies lacrymales par les méthodes conservatrices et antiseptiques ; nouveau procédé de lacrymotomie (*Bull. de la Soc. franç. d'ophtalm.*, 1893).

Autoplastie conjonctivale dans un cas de fistule de la cornée (*Rec. d'opht.*, 1894).

Des conjonctivites pseudo-membraneuses (*Journal des Praticiens*, 1894).

Lunettes pour opérés de cataracte (*Rec. d'opht.*, 1894).

★ Diagnostic et traitement des paralysies des muscles de l'œil, avec 25 planches en couleurs hors texte. — Brochure, 1895.

★ De l'électrolyse en thérapeutique oculaire (*Union méd. du N.-E.*, 1896).

Kystectomie et Capsulectomie (*Bull. de la Soc. franç. d'opht.*, 1896).

Questions d'hygiène scolaire : la vue des écoliers (*Un. méd. du N.-E.*, 1897).

Sur le développement artificiel du moignon après l'énucléation (*Rec. d'opht.*, 1897, et *Soc. franç. d'opht.*, 1898).

De la stérilisation par l'air chaud des ulcères infectieux de la cornée (*Ann. d'ocul.*, 1899).

Extraction simple de la cataracte sénile par kératotomie latérale externe et sutures de la cornée (*Annales d'ocul.*, 1901).

Expertises radiographiques à propos de corps étrangers de l'œil et de l'orbite (*Annales d'ocul.*, 1901).

Abaissement de la cataracte : méthode et observations (*Annales d'ocul.*, 1902).

★ Précis de thérapeutique oculaire usuelle, suivi de Notions pratiques d'électrothérapie oculaire (3e édition, in-18 cartonné de 135 pag.).

Les ouvrages marqués d'un astérisque ★ se trouvent chez O. Doin, éditeur à Paris.

www.ingramcontent.com/pod-product-compliance
Ingram Content Group UK Ltd.
Pitfield, Milton Keynes, MK11 3LW, UK
UKHW012313240726
13966UKWH00005B/1860

9 782011 900531